Streven

Printed by BoD™in Norderstedt, Germany

Voor de heer Edwin Tölle

Inhoudsopgave

Voorheen

Ik heb een idee. Laat ik meteen maar,... ja u heeft bij de inhoudsopgave gekeken toch? U zag toch dat kopje 'streven'? Dacht u toen niet *christ* moet ik zolang wachten op *release of expectation*?

Nee. We spelen het spel anders. Dit is geen John Stewart trainersboek van mij, het lijkt er wel op. Het behoord niet tot 'mijn' standaard, dat is het verzamelboek. Maar... Wat de relevantie hiervan is? Die standaard-boeken-van-mij, zoals de Verstuiving, gaan over *doen*, en worden uitgedaagd. Oh, houd u daar van? Wat? Oh, ja, mijn naam is Alexander P. M. van den Bosch. Ik ben... ja, John Stewart is mijn pseudoniem, net als... wat? Nou, trainer en coach, getraind als cognitiewetenschapper, de exacte kant... Nee trainen is *niet* soft. Het is soms harder dan het gekrijt op een schoolbord. Waarom? Omdat het *durf* aanjaagd en *moed*, en let wel, dat hebben niet alle bleekneuzen, en ook niet ook zeer hooggeleerden. Die hebben kennis, en praat en bestuurlijke macht. Maar... snapt u het niet/wel?

Nou dan. Streven. Wat is dat? Ergens voor... oh. Die kende u al. Zonde toch, om niet compleet te zijn? Of wel, wilt u iets nieuws? Nou laat ik van dit boek dan toch een beetje een 'uitdaagje' maken. Gaatie: wat is...

Uw streven. Kent u dat volledig? Is het iets 'groots'? Iets met 'ambitie' of ambitieus willen durven mogen moeten zijn van uw moeder? Of, nee, uw *echte* streven. Waar streeft u naar... in uw *leven*!

Oh, dat is natuurlijk heel makkelijk/moeilijk. Ja dat zijn twee richtingen en nog een paar die je zoal krijgt bij het bevragen van jong en oud. Het hangt een beetje erg veel van de persoonlijkheid af. Er zijn... oh, u weet het al. Ok. Dus iets met liefde/geld/macht/huis/vakantie/nog een keer...

Nou, prachtig. Dit boek gaat over het persoonlijk streven te ver-blijven. Ja, met alles wat u al heeft. Ja dat streven is goud waard in ...

De groepen

Nou dat streven hebben we gehad. Dat staat op de kaft en al die mensen, ook op de kaft lopen en streven er op los! Ja. Oh. Meer over dat... verblij-en? Is dat/was dat u streven? Och, de mijne? Niet altijd. Einddoel? Niet streven maar... ja sterven. Bah. Wat naar. Maar voor ik streef? Ik bedoel sterf? Erg veel blij, ja en toch.. die zaken die me verblijden, dat zijn er ook bij mij maar een paar... Ja paarden. En, bloos, aanrakerij. Heb ik lang niet te veel in mijn leven. Ook die paarden niet. Dus dan wat te doen? Naar de stal? Nee. Daar voel ik me niet blij genoeg voor. Ironisch hè.

De groepen. Ja ik schrijf. Ik ben een vak-schrijver. Ook wel verhalen, en song teksten, maar meestal vak praat. In de John Stewart reeks ja. Onder mijn eigen naam … van alles en veel meer. Nee, jawel, ook wetenschap. Toen althans. Nu? Dit boekje. Op oudejaar 2016. Gewoon. Details noemen doet er toe voor ankering. Nee voor u. Ik schrijf het voor u. Ja. Coach zijn is niet een verhaal vertellen. Dat is trainerswerk. Nee, advies is weer anders. Dan ken ik uw vraag. Oh... over 'streven'. Wat zijn daar de vragen bij. Nou... de antwoorden zijn i.i.g. per persoon *echt* anders. Dat realiseert zich niet iedereen. Nee, niet … nee dat zijn de uwe. Die... ja dat is u al eens verteld door de ander. Maar het brein is soms ook een auto-complete/correction machine. U heeft dat, ik heb dat. Dat fnuikt soms. Ja. Je hoort een verhaal, je vult de *blanks* in, en soms... soms ook niet. Heeft u ook gelijk in. Maar. Als ik *wel* coach, doe ik al jaren en jaren, en ik vraag *door*... dan staan mijn oren bij mensen zoals u en ik echt wel eens te klapperen, omdat mijn auto-complete verwachtingen … het raam uit moeten en in mijn professionele geval ook kunnen. Echt luisteren is een kunde. Ook persoonlijk. Je aannames meteen aanpassen na één gesprek. Nee, dat gaat *niet* automatisch meteen. Als het verhaal 'wild' is dan heeft u erg veel vertrouwen nodig, in die persoon, op *dat* moment, en moet het kloppen bij navraag, en dan nog kan het blijven knagen. Streven. Nou. Het is zoals het is. Waarheid sets usually free. Maakt niet... gelukkig?

Solace

Naar de geest van kluk-kluk. Grijpt dat u aandacht? Keek u vroeger
wel eens naar de houten wagen van Mama Loe, Petra, de D... huh?
Weet u dat niet? U bent jong? Ik ben nu 46. Ik keek dat bij de KRO op
woensdagmiddag. Toen … ja alleen op woensdagmiddag was er... tv
ja. Pfff. Kinder...t... mag ik nou EVEN...nee?

Geen solace.

Als een verhaal geen solace bied, ja dat is gewoon Engels... dan. Ja
dan houd het snel op. Ja. Bij een lezing zakt u dan gewoonlijk in. Bij
een boek gaat het hup aan de kant. Bij een duur boek, met
gesegmenteerde inhoud, zoals mijn Driving Through, ja liedjes ja,... ja
nu gebeurt het weer.

Maar het gaat echt over 'solace'. Oh, u heeft...

Beurtelings

Nu bent *u*. Vertel eens iets over... uw beste en behaalde streven bijvoorbeeld. Vertel het mij, of uw aangaande, niet uw kind, wel uw *spouse*... ik wacht wel even.

Denigreren

Ik heb iets, nee *niets* met dit woord. U ook, niet?

Stavoren

Nou een verhaal... ja ik ben nu abject korter, maar relevanter en inpringender. In de secties van dit boekje! Waarom? U waardeerde het toch niet meer al die verhalerij... nou. Beetje teleurgesteld. Ja in u als lezer. Ja, ik weet het wel, u heeft *ook* uw mening. Ik ook. Ik deel het met u in kaft. Ik … ik ben schrijver, ja en die … klagen soms ook in een boek. Ja ik wel, geloof ik. Tegen de muur? Hoezo. U leest toch nog?

Neem een nootje...

Laarnerlingen

Nou, ik geef het op. Wat zijn nu weer laarnerlingen. Beetje manisch. Nou... Ik weet het. Het zijn... Nee. Dat woord geeft me hoofdpijn!!!

Stoklaviaren. Beter?

Waarom die dan weer? Minder zeer? Moet u eens ... ja naar de exacte tekst luisteren van een willekeurig... liedje. Cross-eyed word je er soms van. Nee niet bij Frans... Of... Nee bij Beyoncé.

Kloklateringaar.

Nou goed...

Dwalen

In de smalende stevenaar

(G. Boedkunst)

Grimslavier, neem me hier
Ik heb niet al mijn tijden

Doe de dier, ik leed me suf
Ik neem de naar, kruft

(refrein)

Doer de daar, maar ik ben nagelnieuw
Streven is raar, of toch, nee, staar

Laat het gebeuren ik doe stof
Tol de was, nu ik beklof

Lars me nu een witte wijn
Ik ga nu wel te buiten

Doer de daar nu in mijn tijn
Verlaten

(refrein)

Ik neem dit niet langer … (gesproken)

(refrein)

Twaalfde delen zijn... nooit te snoeren.

Troefen

Ja, JA, ik hoor u denken. Dat liedje was NIET representatief. Al uw favoriete liedje met lyrics erbij opgezocht op Youtube of Deezer? Nou, kon u er een touw aan vastknopen?

Songtekstschrijver werken en letten *ook* op woordbeeld, en maken het symbolisch, meestal, passend, bij de artiest. Dat deed ik ook. Maar u kent Boedkunst niet. Bij haar past het... hè?

Sorneren

Nou zit u een beetje moeilijk op uw stoel....

In de keper nemen

Nu even dit.

Wat is nou streven

Ah, ik ben er maar snel naartoe geraasd. Zoekt *u* dan even in uw duur gebonden woordenboek, ja die zware, geeft niet, pak meer eerst, toe, juist op. Niet het woord streven, daar gaan we het zo over be-hebben. Ja. Dat kan OOK. Dingen be-hebben. Nou, staat dat er dan *ook* in? Oh u *weet* het al, van middelbare school? Staan echt alle... allemaal? Hoeveel betekenissen dan...

Van streven.

Kijk toch eens? Nou, welke kende u al. Welke daarvan doet u in het hier en nu en of doorgaans? Ja, dat is belangrijk! Daar *gaat* dit boekje toch over. Eerst zelf overdenken, dan vul ik de *holes* daarna *niet* op, maar jaag u verder aan. ja. Dit is een John Stewart trainingsboek. Ik jaag aan tot *zelf doen*! Dit hele boek? Doel? U te ingrainen met uw eigen begrip van uw *eigen* streven. Ja dat is dus ook beter bewust, istie weer, zijn en *of* worden... van … tja uw eigen streven. Niet automatisch zeggen... daar streef ik niet naar, maar gewoon, *straks,* even een lijstje maken.

1. Waar streef ik naar. 10 punten, mag alles zijn. Ja, och, dat ook.
2. Sorteer dat naar een top DRIE. Ken die daarna uit uw hoofd. Meteen.
3. Laat de rest niet ergens slingeren... doorscheuren. Weggooien. Nee?...
4. Kijk naar de top drie. Van welke een duidelijk onderbuikgevoel. Fijn?
5. Die andere twee, wat voor gevoel? In het hoofd? In het hart? In...pfff
6. Nou, nu weet u over uw gevoel, en dus uw actiebereidheid. Toch?...
7. Neem nou de dingeste, ja, en doe vandaag EEN ding... daartoe/voor
8. Laten we wel wezen, kan u *echt* dat streven handhaven in uw leven?
9. Kijk nog eens naar die andere twee. Kan u daar deze week wat mee?

Kijk eens aan. Nou, dat lijstje... in dit boekje doen. En...Doen? Over denken? Bewust van zijn? Blijer over zijn dan eerst? Banger of zo?

30

Nu

Wilt u dat echt? Nou, pik er dan een, en laat het 'zweven'. Laat het verder inwerken in al uw al gaande acties in uw leven. En laat het los...even.

Ik heb er al zo een

Ik heb nu toch sterk het vermoeden... dat ik iets... nee het is niet u. Dat ik iets vergeten ben? Als je namelijk je strevens kent, ja dankuwel. Ik heb deze zomer dit ook weer gedaan. Ja. Waar ben ik sterk in? Lang nadenken en wegkrassen, en dan lijstje van drie. Wat wil ik. Zelfde proces... duurde langer. Weken. Om tot een top drie te komen. Wat zegt u, of ik als trainer dat dan sneller? Nee, maar... nee. Het is bewustwording. Het gevoel merken en kennen. De handelingen... ja dat blijven, bij mij ook, *bewuste* handelingen die mijn eerdere besloten handelingen moeten overstijgen, voorbij de *patterning* door eerdere keuzes. Technisch ja. Voor bijna iedereen even moeilijk. Nee, niet in het leger... Soms wel. Niet voor *guards*. Die kunnen alles aan. (Snapt u het nog?)

Laatste woord

Ik heb toch weer een idee. Als u nu, ja *nu* u belangrijkste streven, nee niet die u vandaag denkt te doen, ja dat is expres adstrief gezegd, nee, u belangrijkste streven... ja. In EEN woord. Als ik u dan vraag. Wat is uw *streven*? Dan zegt u, niet uitkiezen, die van u erbij zetten:

Afvallen
Minder werk tegelijkertijd
Sabeltanden
Sex tijdens de ...

Pfff

Ja dat is ook wat.

Meer-negeren
Ontworstelen
Doorduwen
Onteigenen
Afvallen
Verrijken
Meer-meer-geluk
Tevredenheid, hee, die... oh
Meisje
Paarden
Stofzuigen (?) (zeker technisch)
Minder-appen
Meer-appen

Zijn deze allemaal zo belangrijk? Ja ende nee. Het is echt zo persoonlijk. Weet u. Het kan iets *heel* kleins zijn. Een streven. Op tijd zijn, bijvoorbeeld. Lukt dat drie keer or something, *echt* meer welzijn. Bevredigen van een streven ... geeft *welzijn*!

Nog een

Ik heb wat moeite met afsluiten. Ik wilde namelijk dit boek afhebben voor het einde van de dag. Maar ik heb nog tijd *zat* over. Ja, als u de uitvoering van een streven... te krap neemt, dan knaagt het. Bijvoorbeeld willen paardrijden, ja dat is persoonlijk, en dat dan voor een klein half uurtje plannen, om weet-ik-veel redenen. Als een streven belangrijk is en voelt... plan dan riant, mag ook te veel, dan brand het streven meer in en uiteindelijk uit. En bent u bediend. Volledig, zo mogelijk, bevredigd, in uw streven. Dus haal uw afval doel, en duik er niet nog onder door *in-wenning*. Nee, op naar... misschien wel geen streven,... even.